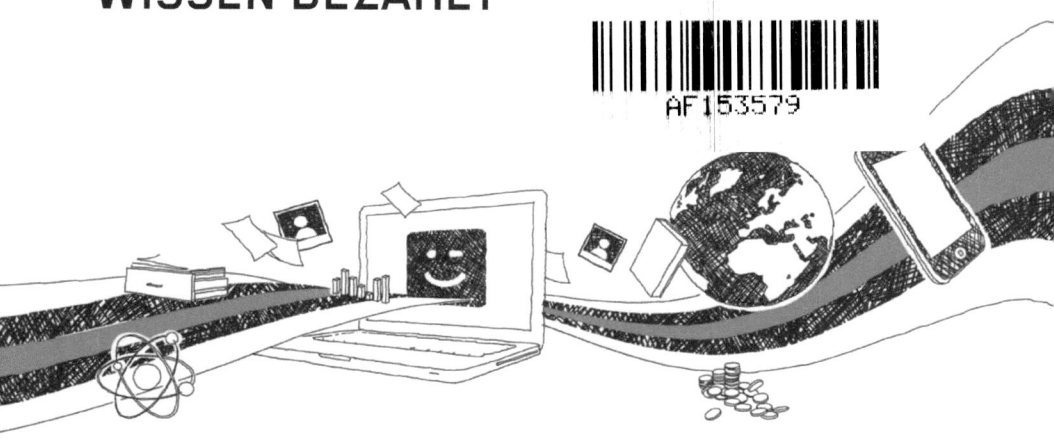

Das System der Absicherung gegen Krankheits- und Pflegekosten in Deutschland

Aktueller Vergleich: Die gesetzliche und private Krankenversicherung

Nadine Kahlert

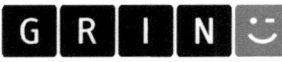

Bibliografische Information der Deutschen Nationalbibliothek:

Die Deutsche Nationalbibliothek verzeichnet diese Publikation in der Deutschen Nationalbibliografie; detaillierte bibliografische Daten sind im Internet über http://dnb.d-nb.de abrufbar.

ISBN: 9783346652539
Dieses Buch ist auch als E-Book erhältlich.

Druck und Bindung: Books on Demand GmbH, Norderstedt Germany
Gedruckt auf säurefreiem Papier aus verantwortungsvollen Quellen

Das vorliegende Werk wurde sorgfältig erarbeitet. Dennoch übernehmen Autoren und Verlag für die Richtigkeit von Angaben, Hinweisen, Links und Ratschlägen sowie eventuelle Druckfehler keine Haftung.

Das Buch bei GRIN: https://www.grin.com/document/1224131

IUBH – Internationale Hochschule

Studiengang: Master Gesundheitsmanagement

<u>Seminararbeit</u>

Medizin- und Pflegerecht

<u>Themenfeld 1:</u>

Das System der Absicherung gegen Krankheits- und Pflegekosten in Deutschland

<u>Thema:</u>

Aktueller Vergleich:

Die gesetzliche und private Krankenversicherung

Name: Nadine Kahlert

eingereicht am: 20.04.2021

Inhaltsverzeichnis

1. Einleitung

„Das deutsche Gesundheitssystem gilt als eines der besten weltweit. Doch Qualität hat ihren Preis."[1]

Nach Angaben des Statistischen Bundesamtes sind die Gesundheitsausgaben in Deutschland im Jahr 2020 auf über 425 Milliarden Euro gestiegen. Im Vergleich zum Vorjahr 2019 entspräche das einem Anstieg von 14,3 Milliarden Euro beziehungsweise 3,5 Prozent. Dabei beliefen sich die Ausgaben der gesetzlichen Krankenversicherungen auf über 242 Milliarden, die privaten Krankenversicherungen hingegen auf knapp 35 Milliarden. Dies bedeutete durchschnittliche Gesundheitskosten pro Einwohner von über 5000 Euro für das Jahr 2020.[2] Der Großteil der Deutschen mit 73 Millionen Menschen ist gesetzlich krankenversichert, das entspricht rund 90 Prozent der Bevölkerung. Knapp 9 Millionen sind privatversichert.[3]

Die Krankenversicherung stellt einen bedeutenden Baustein im Sozialversicherungssystem dar und hat die Aufgabe, den Menschen im Krankheitsfall finanziell abzusichern und damit die Behandlung zu gewährleisten. Ein kranker Mensch kann am Berufsleben nicht oder nur bedingt mitwirken, ist auf fremde Hilfe und die Leistungen der Krankenversicherung angewiesen. Ein genesener Mensch hingegen kann sich aktiv am Berufsleben beteiligen und seine Lebensqualität entfalten.

Ziel dieser Arbeit ist es, die gesetzliche und die private Krankenversicherung gegenüber zu stellen und damit in konkreten Punkten, wie Leistungsumfang, Mitglieder oder Beitragsberechnung zu vergleichen.

Der erste Teil der Arbeit beschäftigt sich mit den Grundlagen beider Krankenversicherungen. Hierbei soll ein Überblick über die gesetzliche, als auch private Krankenversicherung entstehen, beide werden dabei unabhängig voneinander beschrieben. Der zweite Teil stellt Gemeinsamkeiten und Unterschiede beider Varianten dar. Im dritten Teil werden die Vor- und Nachteile vor allem für die Mitglieder beider Versicherungen aufgelistet und gegenübergestellt. Zum Schluss werden alle Informationen in einer Schlussbetrachtung zusammengefasst und ein Fazit erstellt.

---

[1] Ottonova.de
[2] Vgl. Deutsche Apotheker Zeitung, 06.04.2021
[3] Vgl. Pkv.de

2. Krankenversicherungssysteme in Deutschland

Als ein Teil der sozialen Sicherung dient die Krankenversicherung dazu, den Gesundheitszustand der Bürger in Deutschland zu erhalten, die Gesundheit wiederherzustellen oder zu verbessern.[4] Zu den Aufgaben der Krankenversicherungen zählen die Vorsorge, die Früherkennung und die Behandlung von Krankheiten, aber auch Maßnahmen wie die medizinische Rehabilitation. In Deutschland gibt es zwei Varianten der Krankenversicherung: die gesetzliche und die private Krankenversicherung.

2.1 Die gesetzliche Krankenversicherung

Die gesetzliche Krankenversicherung ist ein wichtiger Baustein des deutschen Sozial- und Gesundheitssystems und eine Organisationsform des Staates. Der Ursprung der gesetzlichen Krankenversicherung liegt in der Bismarckzeit. Mit den damaligen Sozialreformen wurde 1883 eine Krankenversicherung der Arbeiter gegründet.[5] Mit dem *Gesetz zur Stärkung des Wettbewerbs in der gesetzlichen Krankenversicherung* trat am 1. April 2007 eine bedeutende Gesundheitsreform in Kraft. Die Einführung einer Versicherungspflicht in Deutschland und die Schaffung eines Gesundheitsfonds war die wohl größte Veränderung für die gesetzliche Krankenversicherung. Ziel sollte er sein, die steigenden Kosten in der gesetzlichen Krankenversicherung zu stoppen und den Wettbewerb zwischen den Versicherungsunternehmen zu stärken.[6]

2.1.1 Organisation

Die Krankenkassen bilden als Körperschaften des öffentlichen Rechts die Trägerschaft der Krankenversicherung. Sie stehen unter staatlicher Aufsicht, ihre Entscheidungsfreiheit ist also begrenzt. Aller fünf Jahre prüft die zuständige Aufsichtsbehörde die Krankenkassenführung auf korrekte Umsetzung von Gesetzmäßigkeiten und Wirtschaftlichkeit. Der Krankenkassenvorstand wird vom Verwaltungsrat gewählt und entscheidet über Beiträge, Satzung und Haushalt.[7]

Zu den gesetzlichen Krankenkassen zählen die Ortskrankenkassen (AOK), die Betriebskrankenkassen (BKK), die Innungskrankenkassen (IKK), die Sozialversicherung für Landwirtschaft, Forsten und Gartenbau, die Deutsche Rentenversicherung Knappschaft Bahn See und die Ersatzkassen (Barmer GEK, TK, DAK und weitere). Die Anzahl der Krankenkassen hat sich im Laufe der Jahre ständig reduziert. Während es im Jahr 1970 noch 1815 Krankenkassen waren, hatte sich 1990 die Anzahl der Kassen bereits auf 1147 reduziert. Im Jahr 2000 waren es noch 420. Heute gibt es noch 97 Krankenkassen. Die Zahl der Beiträge zahlenden Mitglieder lag bei über 57 Millionen, die Anzahl

---

[4] Vgl. Gabler Wirtschaftslexikon
[5] Vgl. Pkv.de
[6] Vgl. Ottonova.de
[7] Vgl. SGB V

der kostenfrei mitversicherten Familienangehörigen lag bei mehr als 16 Millionen. Seit über 130 Jahren steht die AOK als eine der größten Krankenversicherungen in Deutschland für Sicherheit und umfassende medizinische Versorgung im Krankheitsfall. Die AOK betreut etwa 27 Millionen Menschen, das ist fast ein Drittel der Bevölkerung in Deutschland.[8]

2.1.2 Finanzierung

In der Sozialversicherung erfolgt die Finanzierung der Krankenkassen über den Gesundheitsfond und die damit verbundenen einheitlichen Beitragssätzen. Der Beitragssatz ab Januar 2022 bezüglich der Krankenversicherung beträgt 14,6 Prozent. Die Arbeitgeber tragen davon die Hälfte. Um die Kosten der Krankenkassen zu decken, müssen Zusatzbeiträge die Finanzlücken schließen. Die Zusatzbeiträge werden prozentual vom Verdienst berechnet. Der aktuelle durchschnittliche Zusatzbeitrag beträgt 1,3 Prozent.[9] Die Festlegung und Veränderung der Zusatzbeitragssätze obliegen den jeweiligen Krankenkassen selbst.

2.1.3 Mitglieder

Für alle sozialversicherungspflichtigen Beschäftigten, deren Einkommen die Einkommensgrenze nicht überschreitet, besteht die Versicherungspflicht bei einer gesetzlichen Krankenkasse. Arbeitnehmer mit Einkommen über der Einkommensgrenze sind dazu berechtigt, weiterhin bei der Krankenkasse versichert zu bleiben oder zur privaten Krankenversicherung zu wechseln. Zu den Mitgliedern der gesetzlichen Krankenversicherung zählen freiwillig Versicherte, Pflichtversicherte und Familienversicherte, wie zum Beispiel Angestellte und Personen der Berufsausbildung, die gegen Arbeitsentgelt beschäftigt sind oder Personen, die Arbeitslosengeld I, II oder Personen, die eine gesetzliche Rentenversicherung beziehen. Im Sozialgesetzbuch V § 5 sind alle versicherungspflichtigen Personen aufgelistet. Die Krankenkassen unterliegen dem Kontrahierungszwang, das heißt sie sind dazu verpflichtet, die Personen unabhängig von ihrem Gesundheitszustand oder sonstigen Kriterien aufzunehmen. Die Krankenversicherten haben mit Vollendung den 15. Lebensjahres das Recht, zwischen den verschiedenen Krankenkassen zu wählen.[10] Die Mitgliedschaft bei der Krankenversicherung beginnt mit Beitritt zur Krankenkasse. Die Mitgliedsbescheinigung muss dann dem Arbeitgeber übermittelt werden.

2.1.4 Familienversicherung

Eine beitragsfreie Familienversicherung gilt für Kinder und Ehegatten, deren monatlichen Einkommen die gesetzlich festgelegte Höhe nicht überschreitet und ihren Wohnsitz in der Bundesrepublik

---

[8] Vgl. alleantworten.de
[9] Vgl. Tk.de
[10] Vgl. SGB V

Deutschland haben. Dabei werden Stiefkinder, Pflegekinder, Adoptivkinder und Enkelkinder ange-rechnet, die von der versicherten Person überwiegend unterhalten werden. Die kostenlose Mitversi-cherung gilt für Kinder, die das 18. Lebensjahr nicht überschritten haben. Sind die Kinder nicht er-werbstätig, verlängert sich die Familienversicherung bis zur Vollendung des 23. Lebensjahres. Für die Schul- oder Berufsausbildung oder die Arbeit während dem freiwilligen sozialen oder ökologi-schen Jahr wird die Altersgrenze bis zum 25 Lebensjahr verlängert. Für Behinderte bestehen keine Altersgrenzen, wenn die Behinderungseintritt innerhalb der vorhandenen Familienversicherungszeit lag.[11] [12]

2.1.5 Leistungen

Der Krankenversicherte hat laut Sozialgesetzbuch Anspruch auf gesetzlich klar definierte Leistun-gen. Als Grundlage der Versicherungsleistungen dient der Leistungskatalog. Zu den Sach- bezie-hungsweise Geldleistungen zählen unter anderem Krankenhausaufenthalte, ärztliche Behandlun-gen, Zahnarzthandlungen, Arzneimittelversorgung, Heil- und Hilfsmittel, Verhütung, Früherkennung, Rehabilitation, Präventionsmaßnahmen, Krankengeld, Mutterschaftsgeld oder haushaltsnahe Dienstleistungen. Die Leistungen sollen wirtschaftlich und wirksam, sowie ausreichend und zweck-mäßig sein. Zudem dürfen sie das Maß der Notwendigkeit nicht überschreiten, müssen dem allge-mein anerkannten Standard der medizinischen Erkenntnisse entsprechen und den medizinischen Fortschritt berücksichtigen.[13] Die Umsetzung der Leistungen erfolgt über das Sachleistungsprinzip. Das heißt, der Leistungserbringer rechnet nach der Behandlung die Kosten direkt bei der Kranken-kasse ab, der Versicherte hat keine Vorzahlung zu leisten.[14] Übernimmt die Krankenkasse nur einen Teil der Kosten, können auch Kostenerstattungen erbracht werden. Die Krankenkassen schließen dazu Verträge mit den Leistungserbringern, wie Apotheken, Ärzten oder Krankenhäusern ab, um die medizinisch notwendigen Leistungen zu gewährleisten. Neben der Basisversicherung, die nicht alle Leistungen erstattet, bieten die gesetzlichen Krankenkassen den Versicherten Wahltarife und Zu-satzversicherungen an. Wahltarife sind zum Beispiel die Beitragsrückerstattung, der Selbstbehaltta-rif oder der Kostenerstattungstarif für besondere Arzneimitteltherapie. Zusatzversicherungen können zum Beispiel Zahnversicherungen sein. In Bezug auf Krankenhausaufenthalte, Medikamente oder ambulanten Behandlungen können Zuzahlungen auf den Versicherten zukommen.[15]

---

[11] Vgl. SGB V
[12] Vgl. Krankenkassen.de
[13] Vgl. SGB V
[14] Wirtschaftslexikon
[15] Vgl. Krankenversicherung.net

2.2 Die private Krankenversicherung

Das deutsche Gesundheitssystem wird als ein duales System beschrieben. Die private Krankenversicherung wird dabei als Alternative zur gesetzlichen Krankenversicherung dargestellt. Bei der Grundversorgung fällt demnach die Wahl auf die private oder die gesetzliche Krankenversicherung. Die private Variante kann aber auch zusätzlich zu der gesetzlichen Versicherung abgeschlossen werden. Private Ansätze zur finanziellen Absicherung im Krankheitsfall gab es schon in früheren Jahrhunderten. Das älteste heute noch existierende private Krankenversicherungsunternehmen hat seinen Ursprung in Jahr 1843.[16] Die heute größte private Krankenversicherung in Deutschland ist die Debeka mit 167.708 privatversicherten Mitgliedern.[17]

Die private Krankenversicherung ist in den letzten Jahren gewachsen. Die Gesamtzahl an privaten Versicherungen stieg auf 37,1 Millionen. Dabei wuchs nicht nur die Zahl der Vollversicherten, sondern auch die Anzahl der Zusatzversicherungen im Jahr 2021 auf insgesamt 28,4 Millionen. Immer mehr Menschen nutzen also die Chance zu privater Vorsorge, um den Leistungsumfang der gesetzlichen Krankenversicherung aufzustocken.[18]

2.2.1 Organisation

Die private Krankenversicherung wird von Rechtsformen der Aktiengesellschaft und des Versicherungsvereins auf Gegenseitigkeit betrieben. Die Gewinne der Aktiengesellschaft gehen an die Aktionäre. Bei den Versicherungen auf Gegenseitigkeit hingegen sind die Versicherungsnehmer gleichzeitig Träger und Mitglieder des Vereins. Die Überschüsse fließen in Rücklagen oder gehen an die Versicherungsnehmer zurück.[19]

Interessen der privaten Krankenversicherung, der privaten Pflegeversicherung und seiner Mitgliedsunternehmen werden vom PKV-Verband vertreten. Dem Verband der privaten Krankenversicherung gehören 42 ordentliche Mitglieder an, die nahezu den kompletten Krankenvoll- und Zusatz-Versicherungsmarkt in Deutschland abdecken. Dazu bringt er die Position der privaten Krankenversicherung in sozial- und ordnungspolitische Entscheidungen ein. Er gibt fachliche Stellungnahmen ab und nimmt an Anhörungen im nationalen und europäischen Gesetzgebungsverfahren teil. Außerdem berät er seine Mitgliedsunternehmen in Grundsatzfragen der Tarifgestaltung, so etwa bei der Einführung neuer Tarife wie dem Basistarif.[20]

---

[16] Vgl. Pkv.de
[17] Vgl. Debeka.de
[18] Vgl. Pkv.de
[19] Vgl. Wasmann 2016, S.37
[20] Vgl. Aok.de

2.2.2 Finanzierung

Die Versicherungsbedingungen, die Beiträge und die Tarife obliegen den Kassen selbst, werden aber von dem Bundesaufsichtamt für Versicherungswesen kontrolliert und gegebenenfalls korrigiert.

Die Beitragshöhe wird für Privatversicherte abhängig vom Gesundheitskostenrisiko mit Hilfe mathematischer Methoden eingestuft. Faktoren, wie das Lebensalter bei Versicherungseintritt, der Umfang der Leistungen, das Geschlecht, die Vorerkrankungen, das Krankheitsrisiko oder der aktuelle Gesundheitszustand werden in die Kalkulation einbezogen. Für bestimmte Alters- oder Risikogruppen können Zuschläge erhoben werden. Zur Erfüllung der Leistungen für den 2009 eingeführten Basisvertrag dürfen die Kassen nicht mehr als den Höchstbetrag der gesetzlichen Kassen berechnen. Für Beamte gibt es einen Sonderstatus, sie erhalten eine *Beihilfe* vom Arbeitgeber für die Hälfte der Behandlungskosten.[21]

Um hohe Beiträge im Alter zu vermeiden, werden die Beiträge für junge Versicherte höher angesetzt, als es zur Leistungsdeckung notwendig ist. Wer eine private Krankenversicherung abschließt, muss sich auch privat pflegeversichern lassen. Die Beiträge der Versicherten und die Beiträge der Pflegeversicherung werden nach dem Einkommen und nach dem Kapitaldeckungsverfahren kalkuliert. Bei dieser Methode werden die Beiträge für jede Personen an dem Kapitalmarkt angelegt und am Ende der Versicherungsperiode wieder zurückgezahlt.[22]

Die meisten privaten Krankenversicherungen bieten Tarife mit Selbstbehalt (oft auch Selbstbeteiligung genannt) an. Einen vereinbarten Teil der Kosten zahlen Versicherte im Krankheitsfall also selbst. Bei keiner oder geringer Inanspruchnahme der Leistungen können Beitragsrückerstattungen gewährleistet werden.

Beiträge für eine private Krankenversicherung gelten als Vorsorgeaufwendungen und sind als Sonderausgaben zum Teil steuerlich absetzbar. Das gilt nicht nur für die eigenen Versicherungsbeiträge, sondern auch für die der privatversicherten Familienmitglieder. Die Krankenversicherer bescheinigen ihren Versicherten jedes Jahr, welcher Teil ihrer Versicherung als sogenannte Basisabsicherung gewertet wird. Die Beiträge hierfür können die Versicherten vollständig von der Steuer absetzen. Auch die Beiträge zur Pflegeversicherung können zu hundert Prozent von der Steuer abgesetzt werden. Die Steuerlast kann dadurch deutlich sinken, insbesondere auch für Familien.[23]

2.2.3 Mitglieder

Die privaten Krankenversicherungen sind keinem Kontrahierungszwang unterworfen. Sie sind also nicht verpflichtet mit jedem Interessenten einen Krankenversicherungsvertrag abzuschließen. So

---

[21] Vgl. Pkv.de
[22] Vgl. Wirtschaftslexikon
[23] Vgl. Pkv.de

dürfen zum Beispiel Personen aufgrund ihres Alters oder ihrer Vorerkrankungen abgelehnt werden. Mitglieder sind Beamte, Selbstständige, Freiberufler und Arbeitnehmer über der Versicherungspflichtgrenze. Die Kinder der Mitglieder werden über einen zusätzlichen Beitrag abhängig vom Gehalt versichert. Sollte nur ein Elternteil privat versichert sein, stehen für das Kind beide Möglichkeiten zur Verfügung. Beitragsfreie Familienversicherung kann nur in Anspruch genommen werden, wenn der Privatversicherte Elternteil ein geringeres Einkommen hat und die Entgeltgrenze nicht überschreitet. Seit 2009 ist die Private Versicherung verpflichtet, einen Basistarif anzubieten. Für den Basistarif gilt aber ein Kontrahierungszwang, das heißt es dürfen dafür keine Personen abgelehnt werden, die die dafür notwendigen Voraussetzungen erfüllen.[24]

2.2.4 Leistungen

Der Umfang der Versicherungsleistungen ist abhängig von der Beitragshöhe. Zur Grundversicherung in Form des Basistarifs können Vollversicherte private Zusatzversicherungen, wie die Krankentagegeldversicherung, die Krankenhaustagegeldversicherung oder die Pflegezusatzversicherung abgeschlossen werden. Die Krankheitsvollversicherung wird mit verschiedenen Modellen angeboten. Die Modelle beinhalten unterschiedliche Leistungsangebote. Für den Versicherten kann ein Gesamtpaket aus selbstausgewählten Leistungspaketen zusammengestellt werden.

---

[24] Vgl. Pkv.de

3. Gesetzliche und Private Krankenversicherung im Vergleich

Das duale Gesundheitssystem stellt zwei Systeme gegenüber, die zwar nach demselben Grundprinzip arbeiten, sich jedoch in einigen Merkmalen unterscheiden.

3.1 Gemeinsamkeiten

Beide Systeme dienen der Gesundheitsabsicherung. Die Gesundheit soll erhalten, verbessert beziehungsweise wieder gewonnen werden. Mit Hilfe des Wettbewerbsstärkungsgesetz und der Einführung das Basistarifs im Jahr 2009 für die Private Krankenversicherung kann nun von beiden Systemen die Grundversorgung für alle Bürger in Deutschland sichergestellt werden. Durch die Erstattung von Kosten können Behandlungen, Medikamente oder sonstige Leistungen gezielt angewendet werden und sollen damit die Versicherten im Krankheitsfall entlasten. Dazu werden bei der gesetzlichen, als auch bei der privaten Versicherung Beiträge durch die Versicherten eingezahlt, um die medizinische Versorgung und umfassende Behandlung zu gewährleisten. Die allgemeinen Krankenhausleistungen richten sich nach demselben Entgeltsystem, sie werden über die eingeführte DRG-Pauschale vergütet. Seit 1. Januar 2004 werden Behandlungen in Krankenhäusern bundesweit nach diagnosebasierten Fallpauschalen, den sogenannten *Diagnosis Related Groups* (DRG), abgerechnet. Mit den DRG-Fallpauschalen wird die Höhe der Krankenhaus-Entgelte nach Art und Schweregrad der diagnostizierten Krankheit eingestuft. Die DRG-Fallpauschalen gelten für privat und gesetzlich Versicherte gleichermaßen. Reine Privatkliniken unterliegen dagegen nicht diesen Abrechnungsregelungen.[25]

Beide Versicherungsgruppen profitieren von Rabattverträgen oder Preisnachlässen bei Arzneimitteln. Auch die Pflegeversicherung der gesetzlichen Versicherung und Pflegepflichtversicherung der privaten Krankenversicherung beinhalten die gleichen Leistungen.

3.2 Unterschiede

Neben wenigen Gemeinsamkeiten, überwiegt die Vielzahl an Unterschieden zwischen beiden Krankenversicherungssystemen.

Alle Versicherungspflichtigen, Freiwilligen oder Arbeitslosen werden von der gesetzlichen Krankenversicherung angenommen. Für eine Mitgliedschaft bei der privaten Krankenversicherung hingegen sind nur Beamte, Selbstständige und Angestellte mit einem monatlichen Bruttoeinkommen über der Einkommensgrenze zugelassen. Die private Versicherung ist nicht verpflichtet, jeden Antragsteller aufzunehmen. Der Kontrahierungszwang besteht im Gegensatz zur gesetzlichen

---

[25] Vgl. derprivatpatient.de

Krankenversicherung nur im Basistarif.[26] Der Basistarif der privaten Versicherung ist mit Grundversorgung der gesetzlichen Versorgung vergleichbar, weitere Leistungen sind je nach Tarif aber unterschiedlich. Der Beitragssatz richtet sich bei Kassenmitgliedern nach dem Bruttoeinkommen. Die Beiträge der privaten Versorgung hingegen richten sich nach dem Gesundheitszustand, dem Alter, dem Beruf und anderen Faktoren. Innerhalb der gesetzlichen Krankenversicherung werden Kinder bis 25 Jahre und Ehepartner ohne oder geringem Einkommen beitragsfrei mitversichert, in der privaten Versicherung müssen diese separat einen Vertrag abschließen. [27]

Die gesetzliche Krankenversicherung arbeitet nach dem Umlageverfahren, das heißt die aktuellen Einnahmen decken die laufenden Zahlungen und sonstigen Ausgaben. Privatversicherte profitieren im Alter von der Altersrückstellung und dem Kapitaldeckungsverfahren. Die Altersrückstellung soll die höheren Beiträge im Alter verhindern, in dem vorher über eine Beitragsanpassung ein Depot angelegt wird. Beim Kapitaldeckungsverfahren werden die während der Laufzeit des Versicherungsvertrags aufgebrachten Beiträge in einem Kapitalstock des Beitragszahlers zusammengefasst und Ertrag bringend angelegt.[28]

Das Kostenerstattungsprinzip der Privaten Krankenversicherung ist ein Vergütungsverfahren für Gesundheitsleistungen, bei dem der Patient den Leistungserbringer direkt für seine Leistungen bezahlt. Die privaten Krankenkassen schließen im Gegensatz zu den gesetzlichen Kassen keine Versorgungsverträge mit den Leistungserbringer ab. Mit dem Sachleistungsprinzip der Gesetzlichen Krankenversicherung wird der Erhalt von medizinischen Leistungen gewährleistet, ohne selbst in Vorleistung treten zu müssen.[29] Die Leistungen der gesetzlichen Kassen und deren Auszahlungen sind gesetzlich eindeutig durch die Leistungskataloge festgelegt. Den privaten Kassen hingegen können großen Einfluss auf die Steuerung der Leistungen und deren Ausmaß nehmen.

Die gesetzliche Krankversicherung nutzt das Solidaritätsprinzip. Das heißt, dass sich der Leistungsanspruch normalerweise nach dem Bedarf und der Bedürftigkeit richtet und sich die Solidargemeinschaft aller gesetzlich Versicherten im Ganzen tragen muss. Junge Menschen zahlen also für alte und gesunde für kranke Menschen mit. Privatversicherte dagegen werden individuell nach persönlichen Risikoumständen eingestuft. Die Beiträge werden nach dem Einkommen und nicht nach den Leistungen bemessen, wodurch einkommensstarke Mitglieder für die gleichen Leistungen (Ausnahme: Krankengeld und andere Geldleistungen) mehr bezahlen als einkommensschwache Mitglieder. Dieses Prinzip ermöglicht der breiten Bevölkerung ein einheitliches Niveau bei der Inanspruchnahme medizinischer Leistungen. Da Rentner in der Regel mehr Leistungen beanspruchen und weniger Beiträge als Erwerbstätige einzahlen, wird die Solidarität damit gleichzeitig über verschiedene Generationen ausgeübt. Die Private Krankenversicherung hingegen handelt nach dem

---

[26] Vgl. Bundesgesundheitsministerium.de
[27] Vgl. Krankenversicherung.net
[28] Vgl. Wirtschaftslexikon
[29] Wirtschaftslexikon

Äquivalenzprinzip. Die Prämien richten sich ausschließlich nach den gewählten Leistungen und dem individuellen Versicherungsrisiko. Trotz Alterungsrückstellungen steigen sie hierdurch mit zunehmendem Lebensalter in der Regel deutlich an. Abhilfe schaffen dann Tarife mit weniger Leistungen.[30]

Für einen Zahnersatz bietet die gesetzliche Krankenkasse keine Kostenbeteiligung, die Private Kasse erstattet dafür bis zu 90 Prozent ja nach Tarif. Auch für Brillen bietet die gesetzliche nur bei schweren Störungen eine Kostenübernahme nach dem 18. Lebensjahr. Privatversicherte bekommen Zuschüsse bis zu einer festgelegten Grenze pro Jahr. Schulmedizin anerkannte Heilmethoden werden von den Krankenkassen nicht erstattet, bei Privatversicherten sind tarifabhängig Kostenerstattungen zu erwarten. Die freie Arzt- und Krankenhausauswahl gibt es nur bei der privaten Krankenversicherung. Kassenpatienten dürfen ihren Kassenarzt zwar frei wählen, müssen aber das nächst gelegene Krankenhaus nutzen.[31]

Ohne vertragliche Mindestvertragsdauer kann die private Versicherung zum Ende jedes Jahres innerhalb der Mindestfrist von 3 Monaten gekündigt werden. Die Mitgliedschaft der gesetzlichen Krankenversicherung kann mit einer Kündigungsrist von zwei Monaten beendet werden. Die Kündigung ist immer zum letzten Tag des übernächsten Monats möglich.

Die folgende Tabelle fasst die Unterschiede der gesetzlichen und privaten Krankenversicherung noch einmal zusammen:

	Gesetzliche Krankenversicherung (Öffentlich-rechtlich)	Private Krankenversicherung (Privatwirtschaftlich)
Versicherte	90 Prozent der Versicherten	10 Prozent der Versicherten
	Pflichtversicherte mit sozialversicherungspflichtigem Einkommen unter der Versicherungspflichtgrenze, Freiwillig Versicherte, mitversicherte Familienangehörige	Beschäftigte mit sozialversicherungspflichtigem der Versicherungspflichtgrenze, Beamte, Selbstständige, Freiberufler
Leistungsumfang	Einheitliche Leistungen, gesetzlich festgelegt	Leistungen nach Tarif, privat vereinbart
Leistungsprinzip	Sachleistungsprinzip Verträge mit Leistungserbringern	Kostenrückerstattungsprinzip

---

[30] Vgl. Krankenkassen-direkt.de
[31] Vgl. Pkv.de

		Keine Verträge mit Leistungser-bringern
Familienversicherung	Kinder bis 25 und Ehepartner mit-versichert	Kinder und Ehepartner nicht mit-versichert
Kontrahierungszwang	Ja	Nur im Basistarif
Beiträge	Solidaritätsprinzip Abhängig vom Einkommen	Äquivalenzprinzip Unabhängig vom Einkommen Abhängig von persönlichen Fak-toren, wie Alter, Gesundheitszu-stand oder Beruf
Finanzierung	Umlageprinzip keine Altersrückstellung	Kapitaldeckungsverfahren Altersrückstellungen
Kündigung	Zum Ende des Jahres 3 Monate Kündigungsfrist Ausnahme bei Mindestvertrags-dauer	Zum Ende des übernächsten Monats Kündigungsfrist 2 Monate

3.3 Vor und Nachteile

Private oder gesetzliche Krankenversicherung? Obwohl sich beide Varianten in einigen Punkten voneinander unterscheiden, haben beide Systeme ihre Vor- und Nachteile für die Versicherten.

Zuerst stellt sich die Frage, welcher Institution die Behandlung zugeordnet wird. Aufgrund uneindeu-tiger Richtlinien kommt es immer wieder zu Unstimmigkeiten zwischen der Pflege-, Renten- Kran-ken- oder Unfallversicherung. Bis zur Klärung ob Krankenversicherung oder nicht, kann eine lange Wartezeit entstehen. Des Weiteren steigt im Zuge des demografischen Wandels der Leistungsbe-darf, der technische Fortschritt bringt sehr teure neue Technologien mit sich und der medizinische Fachkräftemangel steigt. Die Kosten für beide Krankenversicherungen steigen stetig an. Mit Zu-nahme der Älteren, sinkt die Zahl der jüngeren und erwerbtätigen Beitragszahler. Mit der Pflicht zur Krankenversicherung steigt die Zahl der Beitragszahler und die Gewährleistung der Grundversor-gung durch die Kassen ist für alle Bürger abgesichert. Beim Verstoß werden die Versicherten bei

Eintritt in die Krankenversicherung mit Nachzahlungen beziehungsweise Zuschlägen geahndet. Beide Systeme sind von diesen Problemen betroffen.

Das duale System der Krankenversicherung drängt die Bürgen in zwei Klassen. Aufgrund der Einkommensselektion bleibt die Wahlmöglichkeit zwischen beiden Systemen beschränkt. Von über 83 Millionen Deutschen sind 2 Millionen Beamte, wie Richter, Lehrer oder Polizisten. Etwa 4 Millionen der Deutschen sind Selbstständige. Mehr als die Hälfte aller Mitglieder der gesetzlichen Krankenversicherung (34,3 Millionen oder 60,0 Prozent) waren 2021 Pflichtmitglieder mit einem Einkommen bis 5.362,50 Euro im Monat. Nahezu sechs Millionen Menschen (10,4 Prozent) waren freiwillig versichert.[32] [33]Die Mehrheit der deutschen Bevölkerung liegt also mit ihrem Einkommen unter der Einkommensgrenze und hat damit keine Wahlmöglichkeit zwischen der gesetzlichen und privaten Krankenversicherung. Sie besitzen lediglich die Option, zwischen den einzelnen Krankenkassen zu wählen. Die Alternative der privaten Versicherung besteht also nur für Bürger mit einem Jahresverdienst über 64.350 Euro mit dementsprechender beruflicher Stellung. Aber auch für diese Mehrverdiener ist die Wahl nicht leicht, denn so verlieren zum Beispiel Beamte bei späterem Beitritt in die gesetzliche Krankenversicherung den Arbeitgeberzuschuss von etwa 50% und müssten 100 % der Beiträge selbst bezahlen. Zudem ist der Wechsel in die gesetzliche Krankenversicherung nur schwer möglich und mit einigen Bedingungen behaftet, wie zum Beispiel dem maximalen Alter von 65. Wer sich zum Beispiel später für die private Variante entscheidet, muss eventuell aufgrund von seinem Alter oder seinem Gesundheitszustand mit sehr hohen Beiträgen und Zuschüssen rechnen. Außerdem birgt dies die Gefahr der Ablehnung aufgrund des fehlenden Kontrahierungszwangs. Besonders schwer ist der Beitritt in die Privatversicherung für Menschen mit vielen Kindern, Älteren oder bereits Kranken.

Trotz hoher Versichertenzahl wächst der Druck für die gesetzliche Krankenversicherung in Bezug auf ihre Beiträge. Die Kosten steigen und die Beiträge sollen für die Kunden bezahlbar bleiben. Zudem besteht ständig die Gefahr, Kunden an die private Konkurrenz zu verlieren.

Die Familienversicherung der gesetzlichen Krankenversicherung stellt ein wichtiges Auswahlkriterium dar. Für verheirate Menschen beziehungsweise Menschen mit Kindern bieten gesetzliche Kassen damit einen positiven Anreiz. Für unverheiratete und kinderlose Paare hingegen ist eine Familienversicherung nicht reizvoll.

Private Krankenversicherungen schließen keine Versorgungsverträge mit den Leistungserbringern ab, das bedeutet zwar mehr Flexibilität für die privaten Krankenkassen, jedoch einen höheren Aufwand für die Privatversicherten zum Beispiel in Bezug auf die Kostenrückerstattung der Leistungen. Neben dem Nachteil der fehlenden Kostentransparenz für die Patienten, liegt der Vorteil der Kassenversicherten darin von Abrechnungsaufgaben befreit zu sein. Die Kooperation mit

---

[32] Vgl. alleantworten.de

[33] Vgl. Vdek.de

Leistungserbringen stärkt zudem den Wettbewerb zwischen den gesetzlichen Krankenkassen und beeinflusst die Preise. Feste zuverlässige Bezugspartner bieten Sicherheit und Qualität, begrenzen aber Wahlfreiheit und können bei Festverträgen die kurzfristige Kündigung behindern.

4. Zusammenfassung

Der demografische Wandel und der medizinische Fortschritt führen zu einer steigenden Belastung des Gesundheitssystems. Die Kosten für die Krankenkassen steigen stetig an und das Gesundheitssystem kommt an seine Grenzen. Auch für alle Versicherten steigt die Gefahr der steigenden Beiträge. Die Krankenkassen werden durch die zunehmende Zahl älterer Menschen und die sehr kostenintensiven Behandlungsmethoden, die neuen Technologien und die teuren Medikamente belastet.

Um die medizinische Versorgung weiterhin zu gewährleisten, sehr hohe Beitragszahlungen der Versicherten zu umgehen und die Krankenversorgung auch für die nachfolgenden Generationen zu sichern, gilt es immer wieder neue Maßnahmen zu entwickeln und diese zeitnah umzusetzen. Das Wettbewerbsstärkungsgesetz oder das Prinzip der solidarischen Finanzierung gehören zu vergangenen Gegenmaßnahmen. Der Wettbewerb zwischen den Krankenversicherungen, als auch zwischen den Krankenkassen scheinen aktuell unzureichend zu sein. Die Zukunft wird zeigen, in wie weit die bisherigen Gesundheitsreformen ihre geplante Wirkung zeigen und ob diese Pläne langfristige Erfolge erzielen können beziehungsweise weitere Maßnahmen erforderlich machen.

Für alle Versicherten entstehen durch das duale System eine soziale Ungleichbehandlung und Ungerechtigkeit, denn eine Gleichstellung der Patienten ist oft nicht möglich. Die Qualität der Leistungen ist abhängig vom sozialen Status oder dem Einkommen. So gibt es zum Beispiel deutliche Unterschiede bei den Wartezeiten auf einen Facharzttermin, bei der Qualität der Medikamente oder beim Einsatz von neuen Behandlungsmethoden.

Der Vergleich der gesetzlichen mit der privaten Krankenversicherung zeigte, dass beide Versicherungen zwar nach demselben Grundprinzip arbeiten, sich jedoch in einigen Punkten voneinander unterscheiden. Beide Krankenversicherungen haben Vor- und Nachteile. Die Wahl der richtigen Krankenkasse ist abhängig von den individuellen Lebensumständen der Versicherungsnehmer, wie Gesundheitszustand, Einkommen oder Beruf. Meist bestimmen die persönlichen Faktoren, welche Krankenversicherung in Frage kommt und schließen eine Wahlmöglichkeit damit aus.

Aufgrund geringer Rückkehroptionen ist die Entscheidung der Krankenversicherung eine wichtige Entscheidung für das ganze Leben.

Literaturverzeichnis

Alle Antworten: Wie viele Krankenversicherungen gibt es in Deutschland.
URL: alleantworten.de/wie-viele-gkv-gibt-es-in-deutschland [Stand: 07.01.2022]

AOK-Bundesverband: Der PKV-Verband
URL: aok-bv.de/lexikon/v/index_00062.html [Stand: 15.01.2022]

Bundesministerium der Justiz: Sozialgesetzbuch
URL: www.gesetze-im-internet.de/sgb_5/BJNR024820988.html [Stand: 09.01.2022]

Bundesministerium für Gesundheit: Ratgeber Krankenversicherung. Druck- und Verlagshaus Zarbock GmbH & Co. KG. Berlin. 2017.

Debeka AG: Mitglieder Debeka
URL: debeka.de [Stand: 14.04.2022]

Dr. Reuther, Florian: Private Kranken- und Pflegeversicherung
URL: https://www.pkv.de/wissen/private-krankenversicherung/ [Stand: 09.01.2022]

Dr. med. Rittweger, Roman: Gesundheitssystem USA vs. Deutschland: Der Preis der Freiheit
URL: https://www.ottonova.de/pkv-erklaert/wissen/gesundheitssystem-usa [Stand: 11.04.2022]

Dr. med. Roman Rittweger: Was ist das GKV-Wettbewerbsstärkungsgesetz?
URL: www.ottonova.de/pkv-erklaert/wissen/gkv-wettbewerbsstaerkungsgesetz [Stand: 11.04.2022]

Dr. Schmiedel, Roland: GmbH & Co: Schätzung des Statistischen Bundesamts: Gesundheitsausgaben im Jahr 2020 auf 425,1 Milliarden Euro geschätzt. Deutscher Apotheker Verlag. Stuttgart. 2021.

Euro-Informationen (GbR): Die gesetzliche Krankenversicherung im Überblick
URL: https://www.krankenkassen.de/gesetzliche-krankenkassen/system-gesetzliche-krankenversicherung/gesetzliche-krankenversicherung-information/ [Stand: 08.04.2022]

Gabler Wirtschaftslexikon: Krankenversicherung. Springer Verlag. 2018.

Hüsli, Jean-Paul: Wirtschaftslexikon: Sachleistungsprinzip. Costa del Este. 2015.

Hüsli, Jean-Paul: Wirtschaftslexikon: Kapitaldeckung. Costa del Este. 2015.

Seidel, Jost: Systemunterschied zur "Privaten" (PKV). Deutscher Fachjournalistenverband, Bornheim, 2021.

Techniker Krankenkasse: Wie hoch sind die Beitragssätze bei der TK?
URL: https://www.tk.de/firmenkunden/versicherung/beitraege-faq/beitragssaetze/hoehe-tk-beitragssaetze-2032248?tkcm=ab [Stand: 08.01.2022]

Verband der Ersatzkassen: Daten zum Gesundheitswesen: Versicherte
URL: https://www.vdek.com/presse/daten/b_versicherte.html [Stand: 08.01.2022]

Verband der privaten Krankenversicherung e.V.: DRG-Suche
URL: www.derprivatpatient.de/krankenhaus/abrechnung/drg-suche [Stand: 13.01.2022]

Vermittlungsgesellschaft für Verbraucherverträge: Private oder gesetzliche Krankenversicherung?
URL: www.krankenversicherung.net/gesetzliche-private-krankenversicherung [Stand: 13.04.2022]

Wasmann, H.: Aufgaben und Akteure im Gesundheitswesen. Studienbrief der SRH Fernhoch-
schule Riedlingen. Riedlingen. 2016.

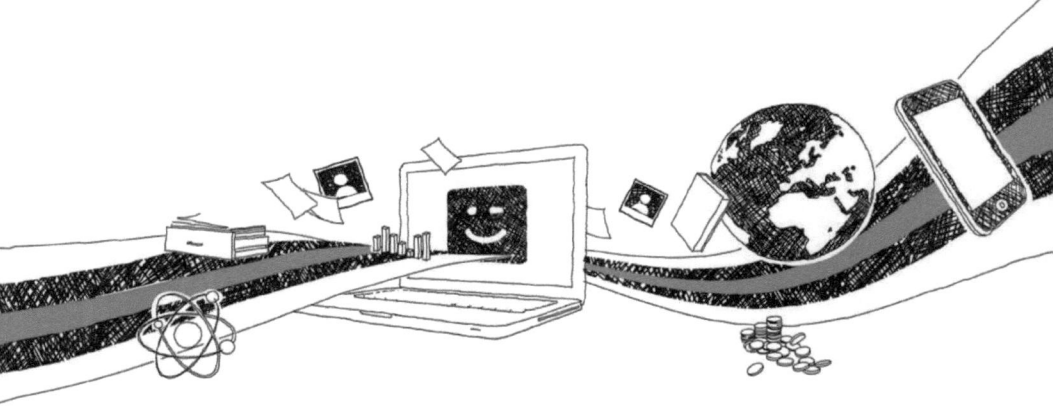
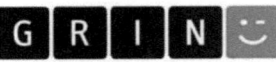